JE NE PUIS ME TAIRE

OU

L'HYGIÈNE DENTAIRE

DÉVOILÉE,

Par **Lesaing** fils,

MÉDECIN-DENTISTE.

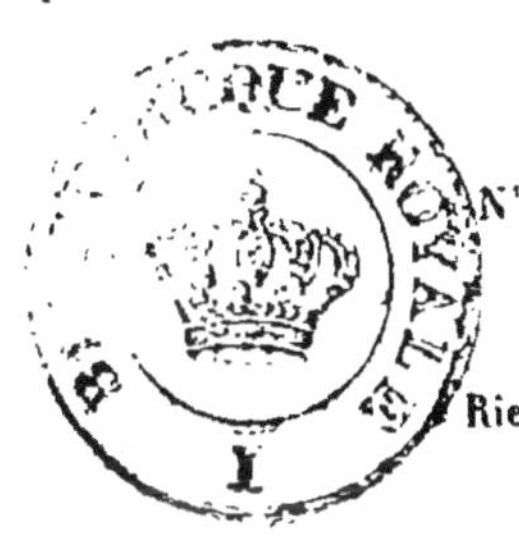

« N'en croyez point autrui, jugez tout par vous-même. »
MARMONT,
(Odontotechnie.)

« Rien n'est sûr que le vrai, le vrai seul est solide. »
MARMONT.

NANCY,

IMPRIMERIE DE HINZELIN ET Cᵉ, PLACE DU MARCHÉ, 67.

—

1843.

HYGIÈNE DENTAIRE

OU LES

MOYENS DE CONSERVER SES DENTS

BELLES ET BONNES;

A L'USAGE DES GENS DU MONDE;

Par J.-M. Bonnet,

CHIRURGIEN-DENTISTE,

OFFICIER DE SANTÉ, BACHELIER ÈS-LETTRES DE L'ACADÉMIE DE PARIS.

Ce titre avait tellement piqué ma curiosité qu'à peine l'ouvrage avait-il paru j'en regardai l'acquisition (pour me servir de l'expression de Guy-Patin) comme un impôt sur ma bourse et sur celles de beaucoup d'autres : je me hâtai donc d'en faire l'emplette. Bonhomme que j'étais! je m'imaginais que l'auteur devait et allait m'apprendre quelque chose de nouveau, et je comptais sur des découvertes dont je me promettais bien de faire mon profit; mais quel ne fut pas mon étonnement, après avoir parcouru quelques pages de l'ouvrage, de me trouver avec mes vieilles connaissances, que l'on n'avait pas même pris la peine de travestir ! Alors je me mis à le lire avec la plus grande attention, et bientôt j'eus lieu de m'apercevoir que **M.** Bonnet n'avait pas été aussi consciencieux dans ses recherches qu'il avait bien voulu nous le faire accroire par les articles qu'il avait fait insérer dans les journaux de Nancy, et qu'à l'exemple du geai qui se pare des plumes du paon, il s'était tout simplement emparé des découvertes d'autrui, avec l'intention bien manifeste de les faire passer pour siennes, mais malheureusement

Un petit bout d'oreille, échappé par malheur,
Découvrit la fourbe et l'erreur.

Lafontaine.

Je m'attendais de jour en jour à voir son larcin signalé par ceux de mes confrères que leur expérience mettait à même de se mesurer avec ce soi‑disant auteur, mais le silence gardé à se sujet, depuis plusieurs mois que l'*Hygiène dentaire* est livrée à la publicité, m'a suggéré, je l'avoue, le besoin de faire connaître au public combien il est trompé.

On sait fort bien que faire un livre avec des livres n'est pas une chose difficile, surtout comme l'a fait M. Bonnet : il ne faut savoir que copier servilement tout ce qui se trouve sous la main. J'avoue bien néanmoins qu'il serait presque impossible à un homme de fournir, avec son propre fonds, tout ce qui peut constituer un livre élémentaire, et qu'il est bien licite, pour s'éclairer et se guider, d'avoir recours aux lumières de ceux qui nous ont précédés dans la science, et même qu'il y aurait déraison de ne point vouloir s'en servir; mais un auteur, qui honore ce nom, si parfois il fait des emprunts directs, ne rougit point de citer l'ouvrage où il a puisé : au contraire, c'est un hommage qu'il se plaît à rendre à ses maîtres. Il en est tout autrement du plagiaire qui, sans honte et sans vergogne aucune, publie sous son nom ce qui est le fruit des veilles et des travaux d'autrui : si quelquefois son adresse parvient à lui obtenir la réputation d'un homme savant et profond, tôt ou tard la ruse est découverte et il ne lui reste que la mystification et le mépris en partage.

M. Bonnet, pour des raisons qu'il n'est pas nécessaire de dire, n'a pas cru devoir suivre l'usage qui est d'indiquer, par des guillemets, les passages que l'on copie littéralement, et de citer les noms des auteurs et les titres des ouvrages où ils ont été puisés. Il est vrai qu'il aurait eu fort à faire, ainsi qu'on va le voir ; mais il avait un moyen plus simple de se conformer à la règle sans avoir besoin de surcharger son livre de notes : c'était, à l'inverse des autres, de désigner ce qui était de lui, de son fonds.

Je vais donc réparer l'omission de l'auteur de l'*Hygiène dentaire*, en examinant avec une scrupuleuse attention son opuscule page par page. J'aurai soin de rendre à chacun ce qui lui appartient ; et, quand ma tâche sera terminée, on pourra voir si l'ouvrage de M. Bonnet *est le résultat cons-*

ciencieux des recherches et des travaux d'un homme qui a étudié scrupuleusement et approfondi cette partie essentielle de l'art de guérir.

PAGES DE

l'Hygiène dentaire.

Page 1. Copie mot à mot de M. GOBLIN, prise dans son *Manuel du Dentiste à l'usage des examens*, pages 127 et 128.

2. De M. Bonnet, trois lignes.

3, 4 et 5. Jusqu'aux vers, copie fidèle de GOBLIN, pages 128 et 129.

Les vers qui suivent sont copiés dans un *Poème sur l'Odontotechnie*, par MARMONT, page 19.

6 et 7. Ces deux pages sont prises dans les notes du chant IV, pages 166, 168, 169, 190, 220 et 115.

8. A la troisième ligne commençant par : *Car lorsque les dents*, etc., jusques *et la vie est languissante*, pris dans GOBLIN, page 130.

*

Un paragraphe de deux lignes et demie, par l'auteur.

Le reste de cette page et le commencement de la suivante sont tirés du *Chirurgien dentiste*, par FAUCHARD, page 65.

9. La note placée au bas de cette page est de DUVAL, dans le *Dentiste de la jeunesse*, page 32.

10. Les deux premiers paragraphes copiés dans le *Traité complet de l'art du Dentiste*, par LEFOULON, page 83.

Le dernier paragraphe est pris dans le *Dentiste de la jeunesse*, par DUVAL, page 25.

11. Copié dans MARMONT, page 220.

12. Page blanche.

13 et 14. Ce chapitre est copié littéralement dans MARMONT, page 199.

15. Le premier paragraphe, dans GOBLIN, page 130.

16 et 17. Commençant par : *Il est du devoir de notre sujet*, etc., pris dans LEFOULON, pages 84 et 85.

17. Le dernier paragraphe de la page est de GOBLIN, page 138.

18 et 19. Toujours GOBLIN, page 138, et la dernière ligne de la page 19 par LEFOULON, page 86.

20. Dans LEFOULON, page 86.

21. Les vers sont de MARMONT, page 24.

Le deuxième paragraphe par MARMONT, page 95.

Le dernier par LEFOULON, page 66.

22. LEFOULON, page 86.

Le dernier paragraphe est une observation de l'auteur, qui ne signifie rien.

23. Commençant par : *Enfin ceux qui aiment les sucreries,* se trouve dans FAUCHARD, page 66.

24. Cette page peut être de l'auteur : je n'ai pu trouver où il l'avait prise.

25. Est encore de MARMONT, pages 189 et 221.

26. MARMONT, page 221, et FAUCHARD, page 70.

27. FAUCHARD, page 70.

Deuxième paragraphe, deux lignes et demie de M. BONNET.

Troisième paragraphe, encore MARMONT, page 179.

(Nous le retrouverons souvent : c'est lui qui fournit le plus à notre auteur.)

28. Toujours MARMONT, page 179.

29. Commençant : *L'eau, substance naturelle*, prise dans GOBLIN, page 139.

30. GOBLIN, page 140 ; et DUVAL, dans *Recherches historiques sur l'art du Dentiste chez les anciens*, page 17.

31. DUVAL, *Recherches historiques*, page 17.

Le dernier paragraphe est de GOBLIN, page 134.

32. GOBLIN, page 140, LEFOULON, page 107, et GOBLIN page 140.

33. GOBLIN, pages 140 et 141.

34. MARMONT, page 97, GOBLIN, page 131, et LEFOULON, page 87.

35, 36 et 37. GOBLIN, pages 131, 132 et 133.

38, 39 et 4⌐. LEFOULON, pages 87, 88, 89 et 92.

41 et 42. DUVAL, *Dentiste de la jeunesse,* et LEFOULON, page 93.

43. LEFOULON, pages 93 et 89.

44. LEFOULON, page 89, et GOBLIN, pages 141 et 142.

45. GOBLIN, page 142.

46. GOBLIN, page 143, et MARMONT, page 99.

47. GOBLIN, page 143, et LEFOULON, page 91.

48. LEFOULON, page 91.

49. DUVAL, LEFOULON, page 91, et MARMONT, page 25.

50. MARMONT, pages 25 et 177.

51. MARMONT, page 178, et DUVAL, page 124.

52. MARMONT, page 102.

53. MARMONT, page 101, et DUVAL.

54. LEFOULON, page 93.

55. Lefoulon, page 93 , *Traité complet de l'art du Dentiste,* par Maury, pages 169 et 170.

56. Maury, page 170 , et Lefoulon, page 94.

57. Lefoulon , page 94.

58 et 59. Lefoulon, pages 157, 158 et 94 , puis Maury, page 170.

60. Lefoulon , page 95.

61 , 62 , 63 et 64. Copiées mot à mot dans Maury, page 186 , et dans Lefoulon, pages 97 , 98 et 99.

65. Dans Maury, page 178.

67. A Commencer à : *Quant à nous, persuadé,* etc. , se trouve dans Lefoulon, pages 105 et 106.

68. M. Bonnet a tort de mettre l'eau d'Oméara au nombre des substances nuisibles. On ne devrait jamais se permettre de juger une chose sans la connaître ; et, si l'auteur s'était donné la peine de faire des recherches dans l'*Annuaire thérapeutique,* il y aurait vu quelles sont les substances

qui entrent dans la composition de l'eau d'Oméara , et ne l'aurait pas rejetée.

Quant aux acides nitriques et sulfuriques, l'auteur actuellement sait aussi bien que personne , et pour cause, quels sont leurs effets sur les dents : il pourrait au besoin en citer plusieurs exemples dont, entr' autres , les victimes sont MM. D.... et particulière-ment M. J..., qui, depuis près de neuf mois souffre continuellement, après avoir perdu non seulement ses dents, mais encore une partie des os maxillaires, et qui maudit chaque jour l'ignorance de celui qui en a fait l'emploi.

69 , 70 , 71 et 72. Maintenant c'est MAURY qui fournit à notre auteur les pages 173, 174 et 175. Voyez le *Traité complet de l'art du Dentiste* , par MAURY.

73. Copié dans LEFOULON et MARMONT , page 167.

74. MARMONT, page 167 , et DUVAL , dans *Recherches des anciens,* etc., page 16.

75. Les deux premiers paragraphes sont de l'auteur. M. Bonnet, dans le second paragraghe, parle des charlatants ignares et menteurs qui vendent des secrets ; il aurait pu ajouter : Et qui font des livres avec les recherches des autres, pour les vendre à leur profit. »

76. Page blanche.

77. 78, 79 et 80. C'est encore Maury qui est copié, pages 55 , 56 et 66.

81. A commencer : *Depuis les temps les plus anciens,* etc.. (Voir les notes sur l'*Odontotechnie* de Marmont, page 220.)

83 et 84. *Mais nous ferons remarquer,* etc., dans Maury, pages 353 et 354.

Dans la page 84, l'auteur a copié que les piéces faites en *cheval marin* exigent assez de soins. Il me semble que M. le bachelier ès-lettres de l'Académie de Paris devrait savoir que le *cheval marin* n'est pas l'hippopotame ou *vache marine,* mais bien l'hippocame , espéce de petit poisson de

mer qui n'a point de dents, et par consé-
quent tout-à-fait inutile aux dentistes.

Maintenant que ma tâche est terminée, les
85 pages qui composent le livre de notre
auteur sont-elles de lui ? Je laisse au public
le soin de le juger, car les réflexions que je
pourrais faire ne prouveraient pas aussi
bien le plagiat de l'auteur, que le travail
que je viens lui soumettre.

Les personnes qui voudront encore véri-
fier les ouvrages suivants : peuvent cons-
tater l'exactitude de ce que j'avance.

1° *Manuel du Dentiste à l'usage des
examens,* par Goblin, in-8°.

2° *L'Odontotechnie,* poème, par Marmont, in-12 ;

3° *Recherches sur l'art du Dentiste,*
par Duval, in-8° ;

4° *Traité complet de l'art du Dentiste,*
par Maury, in-8° ;

5° *Traité de l'art du Dentiste,* par
Lefoulon, in-8°.

Je me charge en outre de mettre à la

disposition des personnes qui le désireront
ces différents ouvrages, afin de les convain-
cre du charlatanisme employé par l'auteur.

Au mérite toujours convient la modestie.
. . . .
. . . . Faites modestement
Connaître votre état et votre logement,
. . . .
D'autres, pour attirer les regards des passants
Décorent leur logis d'un long cordon de dents;
Ou bien placent sous verre une image de cire,
Quelque masque grossier qui toujours semble rire.
Laissez ces vils moyens à tous ces charlatants
Qui veulent, à tout prix, attirer les chalands :
Pour tromper, il n'est pas de ruses qu'ils n'inventent;
Avec effronterie eux-mêmes ils se vantent ;
. . . .
De l'illustre FAUCHARD que ne suit-on la trace ?
A ces moyens usés il n'eut jamais recours.
Sa réputation s'agrandit tous les jours ;
Sa vieille autorité justement invoquée ,
Sa science, par nous encore pratiquée,
Sont sûres de passer à la postérité !

(MARMONT, *Odontotechnie*, poëme, chant IV,
pages 65 et 66.